TRAITEMENT

RATIONNEL

DES MALADIES

CHRONIQUES

AU MOYEN D'UNE NOUVELLE MÉTHODE DÉRIVATIVE.

PAR

Le Docteur CHARDON,

Ancien praticien, correspondant des principales Sociétés de médecine de France
et de celle de Bruxelles.

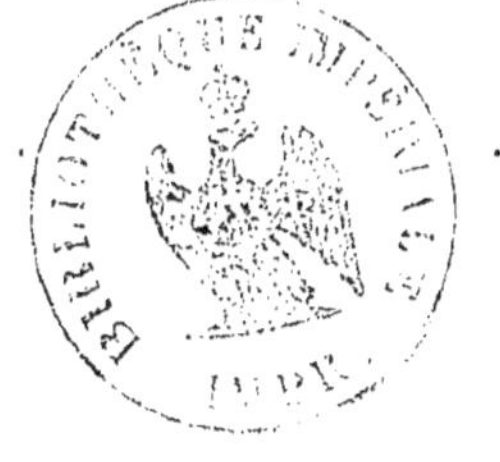

Vita brevis, ars longa, occasio præceps, judicium difficile.
HIPPOCRATE.

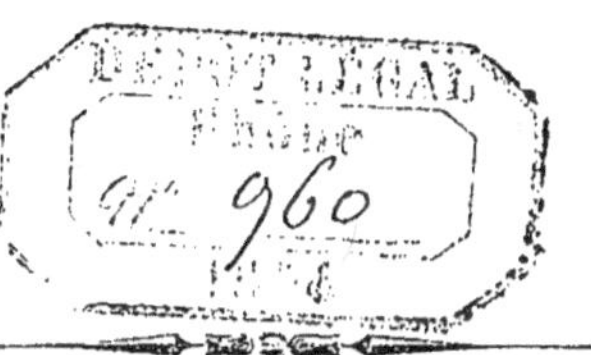

LYON.

SAVY, LIBRAIRE, PLACE LOUIS-LE-GRAND.

—

1854.

TRAITEMENT RATIONNEL

DES MALADIES CHRONIQUES

AU MOYEN D'UNE

NOUVELLE MÉTHODE DÉRIVATIVE.

Quelle que soit la critique qui, de tout temps, s'est exercée contre les médecins, et qui perd beaucoup de son importance aux yeux de l'homme éclairé qui connaît les difficultés du diagnostic des maladies, la médecine n'en est pas moins une science aussi exacte, aussi positive que la musique, que la poésie. Elle a des règles, des lois physiologiques sur lesquelles elle repose essentiellement, et dont l'appréciation plus ou moins juste constitue la vraie et bonne médecine ; non celle qui discute et qui enfante, au bruit des écoles, des systèmes et des doctrines contradictoires, mais bien cette médecine qui, dans le calme de la réflexion et avec la sage et bonne observation dont Hippocrate nous a donné l'exemple, guérit, ou qui, quand elle ne peut guérir, n'aggrave jamais le mal. C'est à cette médecine qu'appartiennent les praticiens bien doués, amis de leur art et de l'humanité : c'est à elle que je me suis toujours efforcé d'appartenir, et à laquelle j'ai déjà consacré une longue vie de labeurs.

Mais si la médecine, comme la musique, la poésie et d'autres sciences, n'est pas toujours bien comprise par ceux qui l'embrassent, qui la cultivent, c'est le fait de Dieu qui, dans ses vues impénétrables, limite le nombre des grands artistes, des hommes tout-à-fait à la hauteur des sciences.

La connaissance exacte du corps humain, non-seulement de la conformation matérielle des organes, mais surtout de leurs fonctions, de leur rôle dans le grand acte de la vie; les modifications qu'apporte l'âge dans l'exercice des organes; les différences physiologiques qui ressortent du sexe, du tempérament et de la constitution individuelle; les modifications lentes ou actives sur l'organisme entier, sur un appareil d'organes ou sur un seul organe par les influences de climats, par les professions, par la manière de vivre; les nombreux et divers modificateurs qui tendent à déranger l'équilibre de l'économie animale par une atteinte plus ou moins directe au principe vital, et en provoquant des réactions tumultueuses qui troublent l'organisme et compromettent les organes; enfin, l'emploi mesuré des moyens propres à éloigner les causes, à arrêter les désordres, à soulager les organes, à affaiblir les éléments dominants, à porter la vie sur les points de l'organisme où elle est en moins pour la détourner de ceux où elle est en plus; l'opportunité des médications, surtout des moyens dits héroïques, et toujours en ligne de compte les efforts médicateurs de la nature: voilà la médecine.

Les maladies aiguës soulèvent tant de trouble dans l'organisme; la surexcitation du système nerveux, l'activité de la circulation, l'influence des organes les uns sur les autres donnent lieu à tant de phénomènes morbides; enfin, l'action des moyens thérapeutiques, se confondant avec les efforts de la nature, les crises, rend la scène morbide si compliquée qu'il n'est pas toujours facile de mesurer au juste soit l'altération générale de l'organisme, soit les lésions locales, et de préciser l'action thérapeutique. En somme, dans les maladies aiguës, dont en général la durée est plus ou moins limitée, il est assez difficile d'apprécier exactement la valeur de telle médication, de tel remède, et de pouvoir toujours établir quelle part le traitement a eue à la guérison, et pour combien la nature y a contribué. L'appréciation est peut-être plus difficile encore quand l'issue de la maladie est funeste ou qu'elle passe à la chronicité, à moins d'être très versé dans l'emploi du compas physiologique. C'est ce qui est cause qu'il surgit tant de traitements qui semblent se condamner les uns les autres, surtout dans les maladies générales occasionnées par des influences épidémiques et caractérisées par des réactions fébriles et des accidents morbides, très variables dans leurs formes et leurs résultats.

Les maladies aiguës accidentelles qui frappent seulement sur certains points de l'organisme, quoique bien moins voilées, et bien qu'aussi, dans ces cas, le traitement ait une portée plus directe, conséquemment plus appréciable; on ne peut dire non plus toujours au juste ce qui revient aux moyens employés et ce qui est dû à la puissance de la nature.

Il n'en est pas de même de certains états pathologiques spéciaux contre lesquels la médecine exerce une action prompte, directe et incontestable. Tels sont les congestions sanguines actives, les fluxions inflammatoires aiguës, les accès pernicieux et les empoisonnements.

De ce qui précède, il ne faut pas conclure que la médecine est incertaine dans les maladies aiguës, mais seulement que l'appréciation et la distinction des phénomènes morbides, de même que l'emploi mesuré des moyens thérapeutiques, demandent un œil exercé, un tact qui ne s'acquiert que par une longue observation, aidée d'un jugement dégagé de toute idée préconçue; il faut en conclure aussi que dans le traitement des maladies aiguës, le médecin le plus judicieux, le plus habile, peut être un moment dérouté par certains efforts de la nature, par l'apparition inopinée de nouveaux éléments morbides qui surgissent et changent plus ou moins l'aspect de la maladie; et souvent aussi par l'effet des médications dont il n'est pas toujours donné de calculer mathématiquement la portée.

Les maladies chroniques se comportent tout autrement. Ici, les organes atteints sont troublés dans leurs fonctions par une altération en quelque sorte matérielle : l'irritation, la souffrance lente à laquelle ils sont en proie, y établit un *fluxus* avec épaississement, engorgement des tissus. Cette fluxion passive, cet engorgement qui varie selon la nature des organes, selon la texture des tissus, tend, par sa persistance, à se transformer; ce qui donne lieu au ramollissement et à l'ulcération dans certains cas, et, dans d'autres, à des dégénérescences diverses, et ce qui constitue ce qu'on appelle maladie organique.

L'appréciation des maladies chroniques pour un médecin un peu exercé dans l'analyse physiologique, est plus facile que celle des maladies aiguës; car il y a moins de sympathies en jeu que dans ces dernières, conséquemment, moins de phénomènes qui voilent leš lésions. Puis il y a, dans la continuité de l'état chronique, plus de régularité, moins de ces troubles généraux qui apparaissent inopinément dans les maladies aiguës par le fait des exacerbations. Toutefois, les maladies chroniques, pour peu qu'elles siègent dans des organes importants, sont accompagnées, en dehors des symptômes idiopathiques, de phénomènes morbides qui tiennent à l'irradiation de la souffrance, et à l'action sympathique de l'organe lésé sur d'autres organes avec lesquels il a des rapports plus ou moins étroits.

D'un autre côté, il arrive quelquefois que la lésion est si profonde, si concentrée, si peu douloureuse, qu'on ne peut arriver à la connaissance de l'organe malade que par l'analyse des modifications des fonctions. Puis, toute maladie chronique tend, par sa durée, à affaiblir l'organisme, à détériorer la constitution, et à donner lieu à un état de débilité qui devient le masque général de la plupart des lésions chroniques, à quelques nuances près dans l'aspect du facies et la coloration de la peau.

L'organe souffrant découvert, ce n'est pas tout ; il faut encore arriver à préciser la nature de la lésion, son étendue, le tissu ou les tissus de l'organe qui sont spécialement le siége du mal, et aussi la part que les capillaires sanguins, les vaisseaux lymphatiques et les ramifications nerveuses, prennent à la lésion ; car, la participation de ces trois éléments constitutifs n'est pas toujours égale : elle varie pour chacun d'eux selon les sujets, les constitutions, les tempéraments, l'âge, le sexe et les influences morbides.

Enfin, certaines lésions chroniques tendent à imprimer, par leur persistance, une altération générale de tel ou tel système, soit du système sanguin, soit du système lymphatique, soit du système nerveux, ce qui constitue ce qu'on nomme diathèse, constitution anormale, constitution morbide.

De sorte que l'apppréciation juste, complète, des maladies chroniques n'est pas sans difficulté ; mais leur symptomatologie étant plus assise, plus soutenue et bien moins variable que dans les maladies aiguës, le médecin physiologiste, habitué aux recherches et doué de l'esprit d'investigation, ne tarde pas à arriver, après un examen plus ou moins soutenu, à la découverte non-seulement de l'organe atteint, mais à distinguer la nature de la lésion et à mesurer tout ce qui y a rapport.

Les erreurs de diagnostic dans les maladies aiguës peuvent entraîner des erreurs fâcheuses de prognostic et de traitement, dont les conséquences sont plus ou moins immédiates ; mais ici la nature, avec ses efforts de conservation, ses réactions, ses crises, peut y obvier et amener une issue heureuse ; au lieu qu'une erreur de diagnostic dans les maladies chroniques peut avoir des effets irrémédiables, n'étant nullement contrebalancée par la puissance médicatrice de la nature, presque toujours en défaut dans ces cas ; sauf quelques exceptions rares où une médication fortement intempestive, soulève des réactions révulsives qui déplacent et usent les lésions, en vertu du principe *Contraria contrariis curantur.*

Guérir, c'est le but de la médecine, et c'est vers ce but que doivent tendre les efforts du médecin. Mais pour y arriver, que de voies diverses ouvertes autant par l'erreur que par la vérité ! et comment entrer d'emblée dans la bonne ? C'est là la difficulté, et comme tout reste confondu dans ce monde : vrai, faux, bon, mauvais, juste, injuste, lumière, obscurité, aussi bien et plus encore en médecine que dans d'autres sciences, heureux le médecin, pour lui d'abord et encore plus pour ses malades, qui, guidé par des connaissances exactes, un esprit judicieux, une observation sévère, met d'emblée le doigt sur le mal, en mesure la portée et lui oppose hardiment les moyens propres à le combattre, tout en sachant néanmoins attendre, du temps et de la nature, ce qui est nécessaire au succès du traitement ; car il ne lui est pas donné d'emporter toujours d'assaut les maladies, le plus grand nombre ayant une période forcée à parcourir, qu'il doit respecter.

Eu égard aux éléments constitutifs des maladies, nos médications tendent toutes plus ou moins : 1° à agir sur la circulation, soit pour dominer l'action matérielle du sang sur les organes par les saignées, soit pour l'adoucir, le rafraîchir, le renouveler et le purifier au moyen des boissons variées ; 2° à modérer l'excitation nerveuse par les sédatifs ; 3° à combattre les concentrations morbides par les révulsions sur les voies digestives et les dérivations à la peau ; 4° à attaquer aussi directement que possible les lésions locales.

Après les émissions sanguines, la sédation de l'opium, de la glace, de l'eau froide, les ressources les plus puissantes, les plus sûres et les plus efficaces de la médecine, c'est l'emploi des adoucissants à l'intérieur, des révulsifs et des dérivatifs à l'extérieur, sauf des cas spéciaux tels que les fièvres intermittentes, les morsures d'animaux vénimeux, les empoisonnements, et certaines maladies à éléments particuliers qui réclament des moyens en quelque sorte spécifiques.

Mais la pharmacologie a toujours eu une grande part dans le traitement des maladies , et vu l'abus qu'on en a fait jusqu'à ce jour et problablement qu'on en fera toujours , il est permis de dire, d'après une rigoureuse expérience, que les remèdes employés pêle-mêle dans les ordonnances et variés chaque jour , ont fait plus de mal que de bien, n'en mesurant pas assez l'action sur les voies digestives condamnées à les recevoir et à les garder quand elles ne peuvent s'en débarrasser par le haut ou par le bas. Que de maladies ne doivent leur longue durée qu'à cela ! Puis , rien n'est plus propre à faire errer le médecin que l'emploi intempestif des moyens pharmaceutiques ; car, les effets des médicaments s'ajoutant aux phénomènes pathologiques , il en résulte que la maladie prend de nouveaux aspects, présente de nouvelles phases qui déroutent, jettent dans l'incertitude et font douter de la médecine. Avec cela, quand le malade guérit, on ne sait pas vraiment parmi ces remèdes variés , ceux qui ont eu le plus de part à la guérison, comme ceux qui l'ont le plus contrariée.

L'abondance des remèdes , le luxe des formules est donc loin d'être la preuve du savoir, de la puissance de la médecine. Plus le médecin vieillit , conséquemment plus il apprend , plus il acquiert de l'expérience, s'il est bien doué , et plus il met de côté ces remèdes entassés dans les formules, étonnés souvent de se trouver ensemble et se combattant les uns les autres.

Le médecin qui ne voit la médecine que dans les remèdes est forcément empirique : il traite les maladies, il en guérit sans doute, mais il ne lui est pas donné de préciser au juste les indications et de mesurer physiologiquement, soit sur l'organisme entier, soit plus encore sur les organes en particulier, la portée de ses médications.

Le médecin , dans la force du terme , est celui qui, sûr de son tact et toujours éclairé par la connaissance de l'état réel des organes, ne donne rien au hasard , et précise , autant qu'il peut être acccordé à l'esprit de l'homme, l'action et la portée de ses moyens. Celui-là, connaissant les chances des maladies et ayant constamment les yeux sur tous les organes qu'il passe chaque jour en revue dans ses visites, a l'esprit infiniment plus tendu , plus préoccupé que le médecin qui , ne voyant que le masque extérieur de la maladie et confiant dans ses remèdes, les varie chaque jour dans l'espoir de leurs bons effets, sans se préoccuper des détails, des lésions de tissu, de la souffrance des organes, et prenant peu en considération la répulsion de ces pauvres organes pour des médicaments dont on leur impose l'action plus ou moins pertubatrice, plus ou moins contraire.

Les maladies aiguës, comme je le disais au commencement de ce travail, ayant une période limitée, et les accidents morbides se succédant rapidement, le malade est obligé de subir les conséquences de sa position, ne pouvant discerner ce qu'il y a de bien ou de mauvais dans les médications auxquelles on le soumet. Puis, la solution heureuse ou malheureuse de la maladie, met bien vite un terme aux préoccupations, aux incertitudes.

Mais dans les maladies chroniques il en est tout autrement : le malade, plus calme, plus froid, plus préoccupé de son état, dont il a pu faire une étude plus ou moins exacte, ne tarde pas à reconnaître si la médication à laquelle on le soumet lui est salutaire. Pour cela, il accepte tout, il supporte même une aggravation de son mal dans l'espoir d'un résultat heureux ; mais s'il est déçu dans ce premier espoir, il devient moins confiant, consulte de nouveaux médecins, change souvent de traitement, va chercher des distractions aux eaux bien plus souvent que la guérison, écoute les conseils des gens du monde, penche pour le merveilleux, se jette dans l'homéopathie, l'hydrothérapie, donne dans les charlatans, les sorciers, les somnambules, et le plus souvent voit ainsi s'éterniser ses souffrances, sa langueur, son dépérissement, à moins qu'il ne rencontre un praticien habile dans la découverte des organes malades et dans l'emploi des moyens pour les ramener à leur état normal. Trop heureux quand cette rencontre peut se faire à temps avant que le mal soit arrivé à la période de dégénérescence des tissus et au-dessus des ressources ! ou aussi avant que le malade, découragé de tant de déceptions et ayant jeté le manche après la cognée, ne veuille plus rien écouter, n'accorder aucune nouvelle confiance, et ne se livre au désespoir de sa position ! Telle est, en quelques mots, l'histoire des pauvres malades en proie aux maladies chroniques.

Je ne viens point ici me vanter de mes connaissances pratiques, me glorifier de mes succès ; je viens tout simplement, dans un but d'humanité et de science, dire à mes confrères et à ceux qui voudront bien me lire, ce que j'ai observé, je que j'ai fait, ce que j'ai obtenu.

Les maladies des voies digestives et les affections de poitrine, y compris celles du cœur, sont les plus nombreuses, et celles qui passent le plus facilement à l'état chronique. Je me suis longuement occupé de ces maladies, comme je me suis toujours particulièrement attaché, pour les maladies aiguës, à l'étude des fièvres, ces affections étant les plus difficiles, les plus obscures et les plus controversées de la pathologie. Mes recherches que j'ai publiées à ce sujet en font foi. Eh bien, pour ne me renfermer ici que dans ce qui a trait aux maladies chroniques, je dirai que, toujours guidé par le flambeau de la physiologie, mon observation longue et attentive des phénomènes morbides comparés aux phénomènes de l'état normal, m'a mis à même de reconnaître, comme un fait certain, que tout organe lésé, en proie à une souffrance plus ou moins lente, à un trouble plus ou moins grand de ses fonctions, n'est dans cet état que par le fait d'une irritation, de l'excitation de ses parties vitales, de son tissu nerveux ; que cette irritation peut durer quelque temps à cet état simple, en quelque sorte nerveux, surtout quand elle a son siége dans les tissus fibreux et musculaires des organes ; mais qu'elle ne manque jamais, par sa persistance, à appeler un flux, à engorger les vaisseaux capillaires sanguins et lymphatiques, en vertu de cette loi vitale : *Ubi dolor, ibi fluxus ;* que ce flux amène l'engorgement, l'épaississement des tissus, des organes, ce qui accroît la gêne et le trouble de leurs fonctions ; que la stagnation, soit du sang, soit de la lymphe dans les tissus engorgés, donne lieu progressivement à la décomposition de ces fluides, d'où le ramollissement, les infiltrations séreuses, les suppurations partielles, les ulcérations, les cavernes, les dégénérescences et le développement de tissus anormaux ; que l'irritation qui s'établit dans les organes parenchymateux, pourvus de beaucoup de vaisseaux et de tissu cellulaire, ne tarde pas à y appeler un flux qui les engorge, qui augmente leur volume et qui les hyperthrophie ; que ces divers états peuvent durer plus ou moins long-temps sans dégénérescence, c'est-à-dire sans altération dite organique, squireuse, cancéreuse et autres, et rester susceptibles de guérison ; qu'enfin, la méthode la plus rationnelle pour les combattre avec succès et en obtenir la résolution complète, c'est la dérivation cutanée sur la région de l'organe lésé, établie dans les bonnes conditions, soutenue suffisamment et aidée d'un traitement adoucissant à l'intérieur, de précautions d'hygiène et d'un régime alimentaire approprié.

La dérivation cutanée dans les maladies chroniques est depuis long-temps en usage ; on l'obtient au moyen des vésicatoires, des emplâtres et des pommades stibiés, de l'huile de croton, de la potasse caustique, de la pâte de Vienne et des divers moxas. Pour mon compte, j'ai retiré un grand parti des exutoires temporaires sur les régions des organes atteints ; mais ils ont l'inconvénient d'être douleureux et d'un entretien assez difficile ; puis, ils répugnent à beaucoup de personnes. Je viens de les remplacer avantageusement par des scarifications que j'obtiens dans le vide, au moyen d'une nouvelle ventouse de mon invention. Cette ventouse, de plusieurs grandeurs, présente dans le pourtour de son col de petites lames arrondies et très tranchantes sur lesquelles la peau vient s'inciser d'elle-même instantanément et avec peu de douleur en cheminant dans le vide (1). Je tire de ces scarifications plus ou moins de sang, selon l'indication, et immédiatement après je les cautérise en les touchant avec une pastille de potasse, et les transforme ainsi en autant de petits exutoires établis à une certaine distance les uns des autres ; au nombre de deux, de quatre, de six, de huit même, selon les besoins de dérivation. Ces petites incisions, au moins d'un centimètre de longeur, mais ne s'étendant jamais au-delà de la peau et du tissu cellulaire sous-jacent, suppurent d'elles-mêmes 15 à 20 jours ; on les renouvelle s'il y a indication, ou mieux encore on les entretient en introduisant dans chacune d'elles une petite boule d'iris n° 1 ou n° 2, recouverte d'un morceau de sparadrap.

La dérivation ainsi obtenue est plus large, plus prompte, plus facile à entretenir et moins douloureuse que celle des cautères et des moxas. D'un autre côté, la première action de la ventouse et l'émission sanguine qui précède la préparent très favorablement. Et comme en tout c'est l'expérience qui doit guider, je puis assurer que je n'ai eu qu'à me louer de ce moyen, dans tous les nombreux cas où je l'ai employé.

Dans les affections chroniques simples, peu anciennes, encore au degré d'irritation et avec peu d'engorgement des tissus, les

---

(1) Pour les renseignements ultérieurs sur cette nouvelle ventouse, s'adresser à l'auteur, à Lyon, rue des Marronniers, 4.

ventouses sèches sans scarifications peuvent suffire , aidées des frictions et des applications émollientes , sédatives et résolutives, variées selon les indications ; mais , dans ce cas , pour obtenir de bons effets, il faut appliquer de larges ventouses, ce qui porte plus d'irritation et de sang à l'extérieur et donne lieu à une dérivation plus forte et plus étendue.

Cette nouvelle ventouse est aussi une très grande ressource dans les maladies aiguës comme émission sanguine. Elle remplace avec succès les sangsues , et j'ai pu remarquer que sans faire perdre autant de sang au malade que celles-ci., elles dégorgent et soulagent plus rapidement les organes congestionnés et enflammés. Cela est dû autant au gonflement de la peau, à l'afflux du sang par l'effet du vide qu'à l'écoulement par les scarifications. J'ai remarqué aussi qu'une légère cautérisation des lèvres des scarifications, dans certains cas, faisait succéder aux effets de la saignée ceux d'une suppuration artificielle, bien préférable aux vésicatoires qui irritent beaucoup et dont les cantharides portent sur la vessie. Ce moyen est surtout précieux quand on veut obtenir une saignée dérivative et prévenir le passage de la maladie à l'état chronique.

Voici les cas où j'ai obtenu des effets très avantageux de mes ventouses. Dans les maladies aiguës , contre la pleurodynie , la pleurésie , la péricardite, la péritonite , sur les points douloureux ; au cou , derrière l'angle des machoires , contre les maux de gorge ; aux tempes , contre l'hémicranie et la méningite ; le long de la colonne épinière , contre le spinitis et la myellite ; à l'épigastre, contre la gastrodynie , la gastro-duodénite ; sur l'hypocondre droit, contre l'hépatite ; à l'hypogastre, contre les engorgements de l'utérus , de l'ovaire et de la vessie ; sur la partie postérieure de la cuisse, contre la sciatique ; aux bras , contre les congestions pulmonaires et l'hémoptysie ; aux extrémités inférieures, pour combattre les congestions cérébrales ; sur les articulations , contre le rhumatisme articulaire ; aux cuisses près de la vulve , pour provoquer la menstruation ou la suppléer.

Dans les maladies chroniques, sur le cuir chevelu rasé, contre les affections lentes du cerveau, y compris les aliénations mentales et quelques altérations de la vue; au cou, contre les inflammations chroniques de la gorge , du pharynx et du larynx ; sur les parois de la poitrine , contre la pleurodynie, la pleurésie chronique, les divers engorgements du poumon, la bronchite chronique, les maladies du cœur, notamment l'endocardite, et les épanchements séreux ; à la nuque, contre les épanchements apoplectiques avec paralysie et contre certaine surdité ; le long de la colonne épinière, contre le spinistis et la myellite chroniques, à l'épigastre, contre les affections de l'estomac, surtout la gastrodynie tendant au squirre ; sur l'hypocondre droit, contre la duodénite et l'hépatite chroniques avec jaunisse ; sur les parois du ventre, contre la péritonite chronique et les engorgements du mésentère ; sur la région hypogastique, contre les engorgements de matrice, surtout des ovaires, et contre les affections de la vessie.

Je ne sais rien de plus propre à préserver des congestions apoplectiques que la dérivation opérée à la partie interne des cuisses, tous les six mois, tous les trois mois ou plus souvent, selon les dispositions, au moyen de mes ventouses scarifiées, légèrement cautérisées et donnant lieu à un effet dérivatif soutenu une quinzaine de jours ; et cela, presque sans douleur, sans empêchement aucun pour vaquer à ses affaires. Un autre avantage de ce moyen, c'est qu'il est à la portée de tout le monde et qu'on peut l'employer soi-même.

Je terminerai ce mémoire par quelques faits récents de ma pratique.

Mme C***, rue des Marronniers, 4, âgée de 46 ans, tempérament lymphatique sanguin, forte constitution, beaucoup d'embonpoint, menstruation régulière, s'aperçoit, vers la fin de septembre 1853, d'un engorgement dans l'hypocondre droit, au-dessous des fausses côtes ; on le sent au travers des parois graisseuses du ventre, et il paraît appartenir au péritoine et tissu sous-jacent.

D'abord peu douloureux, il devient peu à peu plus sensible et plus apparent ; des douleurs sourdes se font sentir dans la région du foie jusqu'au-dessous du sein. Un point pleurétique du même côté avec toux vient s'ajouter accidentellement à cet état, et augmente la gêne de la respiration. La tumeur s'élève et s'arrondit dans le bas. La face perd de son animation et prend une teinte maladive.

Au début, application, tous les quinze jours, sur la région malade de deux larges ventouses scarifiées, avec cautérisation des scarifications ; puis, le mal persistant, on entretient la suppuration au moyen d'une petite boule d'iris dans chaque scarification, sur huit points différents et à cinq centimètres à peu près les uns des autres. Régime adoucissant, précautions d'hygiène.

quelques bains alcalins, une saignée du bras, quelques doux laxatifs.

Dans le courant de décembre seulement, la résolution de ce vaste engorgement, ayant au moins le volume de la tête d'un enfant, commence à être très sensible : la suppuration des petits exutoires est abondante, l'espoir et la vie reviennent à la malade, et la nature aidant, une partie de l'engorgement se ramollit, se rapproche progressivement de la peau et s'abscède par deux des petits exutoires. La suppuration devient considérable par ces points durant une huitaine de jours, et continue comme de coutume. Enfin, tout a disparu complètement vers la fin de janvier. Mme G*** a conservé quelque temps, par précaution et par crainte de retour, un point de suppuration. Sa santé n'a jamais été aussi bonne qu'à présent.

Au mois de novembre 1853, M. le comte O***, façade de Bellecour, 9, constitution nerveuse, 60 ans, quelques jours après une saignée nécessitée par une congestion sanguine cérébrale, fut pris, sous l'impression d'un froid humide, de gêne dans la respiration, sans douleur et sans fièvre. Ayant constaté, par l'auscultation, un commencement d'épanchement dans les séreuses de la poitrine, et cet état prenant de l'accroissement malgré l'emploi de quelques révulsifs, j'appliquai une large ventouse à quatre scorifications sur chaque côté du thorax, immédiatement au-dessous des seins. Après une légère émission sanguine, je cautérisai les scarifications en les touchant avec une pastille de potasse, et les transformai ainsi en autant de petits exutoires dont la suppuration a été entretenue environ deux mois. Grâce à ce dérivatif puissant, tous les accidents d'un hydrothorax commençant se sont entièrement dissipés, la matité a disparu et la respiration est rentrée tout-à-fait dans l'état normal.

Vers la fin de février 1854, la sœur C***, supérieure des Saint-Vincent-de-Paul, rue du Doyenné, âgée de 46 ans, tempérament nerveux sanguin, vient me consulter pour une douleur qu'elle ressent depuis plus de deux ans dans le côté droit du ventre, et s'étendant jusqu'aux fausses côtes. La douleur est profonde, s'accroît par le toucher et gêne un peu la respiration ; les ébranlements de la marche et les secousses de la voiture la rendent plus sensible.

Après un examen attentif, je reconnais que le mal a son siége dans le péritoine, qu'il y a épaississement des tissus, et que cette inflammation chronique s'étend jusqu'à l'enveloppe du foie. Avec cela, il y a une forte irritation du tube gastro-intestinal, due autant à l'affection locale qu'aux divers moyens médicamenteux qu'on avait jusque-là employés sans succès, Je conseille une large application de ventouses scarifiées sur le côté malade, à laquelle la sœur C*** se soumet sans difficulté, malgré son découragement. Immédiatement après la saignée locale, je cautérise les scarifications et recommande des boissons adoucissantes et tempérantes, des aliments légers et de facile digestion, un exercice modéré et des précautions d'hygiène. A l'aide de ces moyens soutenus de la suppuration des petits exutoires, qu'on a entretenus plusieurs mois, cette bonne et digne dame de charité a vu sa santé se rétablir complètement. Aujourd'hui, elle ne ressent plus rien dans le côté, et ses voies digestives sont dans le meilleur état possible.

M. S***, mécanicien, rue de la Barre, 10, 40 ans, constitution très irritable, est atteint, au mois de décembre 1853, de douleurs abdominales partant du flanc droit, près de la région lombaire, et s'irradiant du côté de l'estomac, des entrailles et de la vessie. Elles sont intolérables, accompagnées de vomissements et de tremblements nerveux : elles présentent tous les caractères du miséréré. C'est une irritation sous-péritonéale, premier degré de la phlegmasie. Une potion opiacée calme momentanément, ainsi que des cataplasmes chauds sinapisés. Le mal persistant, j'applique une large ventouse scarifiée sur le point de départ de la douleur, et tout cède comme par enchantement.

M. B***, 35 ans, nerveux sanguin, quai du Rhône, 4, atteint d'une gastrodynie chronique avec gonflement douloureux de l'épigastre et gêne de la respiration, réclame mes soins au mois de mars 1854. Je lui applique une ventouse à quatre scarifications sur l'épigastre. Immédiatement après la saignée locale, je cautérise les scarifications dont je conseille d'entretenir la suppuration; régime adoucissant, notamment les potages et les viandes blanches. sous l'influence de ce traitement, le gonflement de l'épigastre a disparu et les fonctions de l'estomac sont rentrées dans l'état normal.

Mme G***, âgée de 20 ans, tempérament lymphatique sanguin, rue des Marronniers, 5, est atteinte, au commencement de juin 1854, d'une gastro-duodénite, accompagnée de vomissements extrêmement opiniâtres; la phlegmasie, bien qu'amendée par les antiphlogistiques, les boissons froides et les bains prolongés, persiste.

Au vingtième jour, par suite d'une émotion, la tête, qui jusque-là était restée sans douleur aucune, se congestionne, devient douloureuse avec des élancements dans les tempes ; la face est colorée. D'un autre côté, recrudescence de la gastro-duodénite, pulsations très fortes à l'épigastre. Deux applications de sangsues ayant été faites, précédées d'une saignée du bras, et la malade étant épuisée par la prolongation de la maladie, j'eus recours à mes ventouses. J'en appliquai une large à chaque cuisse ; j'en retirai peu de sang et cautérisai légèrement les scarifications.

Sous l'influence de cette dérivation prompte et très active, la céphalalgie cessa subitement. Le lendemain, l'état gastrique présentant encore une certaine acuité, j'appliquai une ventouse scarifiée à l'épigastre, dont je retirai environ 60 grammes de sang. Dès ce moment, l'amélioration se prononça et se soutint. Cette petite saignée locale eut un effet immédiatement bien plus avantageux que les précédentes applications de sangsues.

M. G***, boulanger, rue du Doyenné, 40 ans, assez fortement constitué, était atteint, depuis plus d'un an, d'oppression, de toux glaireuse le matin, lorsqu'il vint me consulter vers la fin de mai 1854. Je reconnus à l'auscultation que M. G*** avait le poumon droit imperméable à l'air dans son lobe inférieur jusqu'à la troisième côte, par suite de fluxions incomplètes de poitrine négligées. Je lui appliquai deux larges ventouses scarifiées sur le côté atteint, une au-dessus du sein et l'autre au-dessous. Après une légère émission sanguine, je cautérisai les huit scarifications que je transformai en autant de petits exutoires dont je recommandai d'entretenir avec soin la suppuration, au moyen de petites boules d'iris.

Par l'effet de cette dérivation, soutenue de précautions d'hygiène et d'un régime adoucissant, la matité a disparu peu à peu et la respiration était normale vers la fin de juillet.

Mme C***, 46 ans, constitution sanguine, rue Bourgchanin, 28, est atteinte, le 14 juillet 1854, d'un mal de gorge avec une forte congestion cérébrale que je combats immédiatement par une saignée du bras et des sinapismes aux extrémités inférieures. L'esquinancie se prononçant de plus en plus, avec augmentation de la difficulté de déglutition, j'eus recours à deux applications de sangsues sans amener la résolution. Le cinquième jour, les accidents s'aggravèrent, le cou était fortement engorgé du côté droit, et les douleurs dans l'oreille de ce côté étaient intolérables.

J'appliquai un petite ventouse scarifiée au-dessous de l'oreille, et j'obtins des scarifications 80 grammes de sang. Les douleurs d'oreille cessèrent immédiatement, et le lendemain, l'amygdale tuméfiée s'abscéda et mit fin aux accidents. La ventouse ici n'a eu de l'effet que pour arrêter l'inflammation qui gagnait l'oreille.

Mme K***, de Genève, 50 ans, forte et belle constitution, vient, au mois de juillet 1854, assister au mariage de son frère à Lyon, rue des Marronniers ; elle ressent assez subitement une douleur dans le flanc gauche immédiatement au-dessus de la hanche, qui devient intolérable et qui occasionne des vomissements. Des frissons précèdent ces douleurs. Appelé à donner des soins à Mme K*** le 25 juillet, elle me dit qu'elle a eu déjà des douleurs de ce genre dans le même côté, mais qu'elles ont été passagères. Vu l'état de pléthore et l'élévation du pouls, je pratique une saignée du bras, suivie de l'emploi de cataplasmes anodins et de boissons adoucissantes. Les douleurs se reproduisant, je fais appliquer sur la région du mal quinze sangsues qui saignent suffisamment et qui suspendent pour quelques heures les douleurs. Le cinquième jour de la maladie, les douleurs devenant de nouveau intolérales, malgré un grand bain et une potion opiacée, j'applique une large ventouse scarifiée au-dessus de la hanche, qui suspend comme par enchantement la souffrance. Je cautérise légèrement les scarifications. Le lendemain matin, les douleurs semblent s'annoncer de nouveau et épouvantent la malade qui réclame une nouvelle ventouse. Je me borne à l'application d'une large ventouse sèche sur les scarifications de la veille, et toute douleur cesse immédiatement de nouveau pour ne plus se faire sentir. La période inflammatoire s'est prolongée sans douleur jusqu'au huitième jour. Les scarifications se sont un peu enflammées et sont devenues le siége d'une douce suppuration qui a épuisé tout-à-fait le principe du mal. Mme K*** est retournée à Genève, le 7 août, entièrement rétablie.

Mme B***, 54 ans, constitution lymphatique-sanguine, rue Thomassin, 8, atteinte, depuis plusieurs années, de malaises et d'essoufflement, surtout à la montée, éprouvait parfois des crises d'oppression. Elle fut prise, le 28 août 1854, sous l'influeuce d'un état pléthorique et de son affection ancienne, de douleurs abdominales très vives avec angoisses ; les extrémités inférieures se refroidirent, ce qui fit craindre le choléra.

Appelé à donner des soins à Mme B***, je conseillai une large application de sangsues sur le ventre et des sinapismes aux extrémités, ce qui fit cesser promptement les douleurs de ventre ; mais le lendemain la concentration se fit sur le côté gauche dans la région du cœur, avec une anxiété inexprimable. Je constatai, à l'auscultation, l'existence d'une endocardite chronique, et l'hépatisation du lobe inférieur du poumon gauche. Application d'une large ventouse à quatre scarifications au-dessous du sein gauche ; cautérisation des scarifications après une émission sanguine d'une demi-verrée. Les étouffements ont cédé comme par enchantement, et la malade a pu respirer à pleine poitrine.

Le surlendemain, quatrième jour de la maladie, une congestion cérébrale très forte survient et jette la malade dans un état comateux ; le visage est vultueux, le pouls fréquent et élevé : saignée du bras suffisante, eau froide sur la tête et sinapismes aux pieds. Grâce à ces moyens, la tête se dégage, et le lendemain Mme B*** était dans un état satisfaisant. On a entretenu la suppuration des scarifications au moyen de boules d'iris, et les accidents tenant à l'affection chronique du cœur s'atténuent tous les jours.

LYON. — Imprimerie de B. BOURSY, grande rue Mercière, 90.